Haranath Chinthaginjala
Maddileti Repollu

FUNDAMENTOS DOS SISTEMAS GASTRORETENTIVOS SISTEMAS DE ADMINISTRAÇÃO DE MEDICAMENTOS

Haranath Chinthaginjala
Maddileti Repollu

FUNDAMENTOS DOS SISTEMAS GASTRORETENTIVOS SISTEMAS DE ADMINISTRAÇÃO DE MEDICAMENTOS

SISTEMAS GASTRORETENTIVOS DE ADMINISTRAÇÃO DE MEDICAMENTOS

ScienciaScripts

Imprint

Cover image: www.ingimage.com

This book is a translation from the original published under ISBN 978-3-330-01080-2.

Publisher:
Sciencia Scripts
is a trademark of
Dodo Books Indian Ocean Ltd. and OmniScriptum S.R.L publishing group

120 High Road, East Finchley, London, N2 9ED, United Kingdom
Str. Armeneasca 28/1, office 1, Chisinau MD-2012, Republic of Moldova, Europe
Managing Directors: Ieva Konstantinova, Victoria Ursu
info@omniscriptum.com

Printed at: see last page
ISBN: 978-620-8-52915-4

FUNDAMENTOS DA GASTRORETENTIVA

SISTEMAS DE ADMINISTRAÇÃO DE MEDICAMENTOS

ÍNDICE

1. Introdução

Os sistemas de administração oral de medicamentos têm dominado outros sistemas de administração de medicamentos para administração humana devido às suas várias vantagens, incluindo a facilidade de administração, a flexibilidade na formulação, a relação custo-eficácia, a facilidade de armazenamento e transporte e a elevada adesão dos doentes. No entanto, os sistemas de administração oral de medicamentos enfrentam desafios como a baixa biodisponibilidade devido à heterogeneidade do sistema gastrointestinal, ao pH da flora comensal, ao tempo de retenção gástrica da forma de dosagem, à área de superfície e à atividade enzimática. Os sistemas convencionais de administração de medicamentos podem não ultrapassar os problemas impostos pelo trato gastrointestinal (TGI), como a libertação incompleta de medicamentos, a diminuição da eficácia da dose e a necessidade de doses frequentes. Por conseguinte, o facto de os sistemas convencionais de administração de fármacos não conseguirem reter os fármacos no estômago pode levar ao desenvolvimento de GRDDS. Estes sistemas oferecem várias vantagens, tais como um tempo de permanência gástrica prolongado (GRT) das formas de dosagem no estômago até várias horas, um aumento da eficácia terapêutica dos fármacos através da melhoria da absorção dos mesmos e a adequação a uma administração direcionada no estômago. Além disso, os GRDDS podem melhorar a administração controlada de fármacos, libertando continuamente o fármaco durante um período prolongado à taxa desejada e para o local de absorção desejado até que o fármaco seja completamente libertado da forma de dosagem.

As GRDDS são viáveis para fármacos com baixa absorção na parte inferior do TGI, instáveis e pouco solúveis a pH alcalino, com meia-vida curta e com atividade local na parte superior do intestino para erradicação da Helicobacter pylori . Foram utilizadas várias estratégias de formulação para conceber GRDDS de libertação controlada bem sucedidos, incluindo hidrogéis superporosos, bio/mucoadesivos, formadores de jangadas, magnéticos, de permuta iónica, expansíveis e sistemas de baixa e alta densidade.

Vários factores relacionados com a formulação, tais como os tipos de polímeros (polímeros não iónicos, catiónicos e aniónicos), a composição do polímero na forma de dosagem, o grau de viscosidade, o peso molecular do polímero e a solubilidade do fármaco podem afetar a qualidade da gastroretenção. Além disso, a natureza físico-química dos excipientes desempenha um papel importante em vários GRDDS. Por exemplo, a densidade dos excipientes e a composição dos agentes efervescentes são factores críticos nos sistemas flutuantes efervescentes. No caso dos sistemas de hidrogel superporoso, são necessários excipientes com elevado poder de dilatação, como a crospovidona e a carboximetilcelulose de sódio, para formar um hidrogel superporoso. Do mesmo modo, as variáveis do processo também podem influenciar a qualidade da forma de dosagem gastroretentora, uma vez que a densidade de um comprimido pode ser alterada pela pressão de compressão durante a compressão.

O principal objetivo desta revisão é fornecer informações sobre os vários GRDDS que foram desenvolvidos até à data, bem como sobre o estado fisiológico do estômago, os candidatos a fármacos adequados para os GRDDS, os factores que afectam os GRDDS e a caraterização in vitro e in vivo dos GRDDS. Além disso, são discutidos os desafios e as perspectivas futuras da GRDDS.

Necessidade de GRDDS

1. A administração oral convencional é amplamente utilizada no domínio farmacêutico para tratar doenças. No entanto, a administração convencional tem muitos inconvenientes e o principal é a não especificidade do local.
2. Alguns medicamentos são absorvidos apenas num local específico. Requerem uma libertação num local específico ou uma libertação que permita que a quantidade máxima de fármaco chegue ao local específico.
3. O sector farmacêutico está agora a concentrar-se em medicamentos que requerem especificidade local.
4. A entrega gastro-retentiva é uma das entregas específicas do local para a entrega de medicamentos no estômago ou no intestino. É obtido através da retenção da forma de dosagem no estômago e o fármaco é libertado de forma controlada para um local específico no estômago, duodeno e intestino.

Introdução ao sistema GIT:

O trato gastrointestinal (trato GI, trato digestivo, canal alimentar) é o trato ou passagem do sistema digestivo que vai da boca ao ânus. O trato gastrointestinal contém todos os principais órgãos do sistema digestivo, nos seres humanos e noutros animais, incluindo o esófago, o estômago e os intestinos. Os alimentos ingeridos pela boca são digeridos para extrair nutrientes e absorver energia, sendo os resíduos expelidos pelo ânus sob a forma de fezes. Gastrointestinal é um adjetivo que significa do ou relativo ao estômago e aos intestinos.

O trato gastrointestinal humano é constituído pelo esófago, estômago e intestinos, e divide-se em trato gastrointestinal superior e inferior. O trato gastrointestinal inclui todas as estruturas entre a boca e o ânus, formando uma passagem contínua que inclui os principais órgãos da digestão, nomeadamente o estômago, o intestino delgado e o intestino grosso. O sistema digestivo humano completo é constituído pelo trato gastrointestinal e pelos órgãos acessórios da digestão (língua, glândulas salivares, pâncreas, fígado e vesícula biliar), podendo também ser dividido em intestino anterior, intestino médio e intestino posterior, reflectindo a origem embriológica de cada segmento. O trato gastrointestinal humano completo tem cerca de nove metros de comprimento na autópsia. É consideravelmente mais curto no corpo vivo porque os intestinos, que são tubos de tecido muscular liso, mantêm um tónus muscular constante num estado de meia tensão, mas podem relaxar em pontos para permitir a distensão local e o peristaltismo.

O trato gastrointestinal contém o microbiota intestinal, com cerca de 1000 estirpes diferentes de bactérias com papéis diversos na manutenção da saúde imunitária e do metabolismo, e muitos outros microrganismos. As células do trato gastrointestinal libertam hormonas que ajudam a regular o processo digestivo. Estas hormonas digestivas, incluindo a gastrina, a secretina, a colecistoquinina e a grelina, são mediadas por mecanismos intracrinos ou autócrinos, o que indica que as células que libertam estas hormonas são estruturas conservadas ao longo da evolução.

O sistema gastrointestinal (GI) inclui o trato GI e os órgãos acessórios. O trato gastrointestinal é constituído pela cavidade oral, faringe, esófago, estômago, intestino delgado, intestino grosso e canal anal. Os órgãos acessórios incluem os dentes, a língua e os órgãos glandulares, como as glândulas salivares, o fígado, a vesícula biliar e o pâncreas. As principais funções do sistema gastrointestinal incluem a ingestão e a digestão de alimentos, a absorção de nutrientes, a secreção de água e de enzimas e a excreção de produtos residuais.

Componentes individuais do sistema gastrointestinal

Órgãos do sistema digestivo

A maneira mais fácil de compreender o sistema digestivo é dividir os seus órgãos em duas categorias principais. O primeiro grupo é constituído pelos órgãos que compõem o tubo digestivo. Os órgãos digestivos acessórios constituem o segundo grupo e são fundamentais para orquestrar a decomposição dos alimentos e a assimilação dos seus nutrientes pelo organismo. Os órgãos digestivos acessórios, apesar do seu nome, são fundamentais para o funcionamento do sistema digestivo.

Órgãos do canal alimentar

Também designado por trato gastrointestinal (GI) ou intestino, o canal alimentar (aliment- = "nutrir") é um tubo unidirecional com cerca de 7,62 metros (25 pés) de comprimento durante a vida e perto de 10,67 metros (35 pés) de comprimento quando medido após a morte, uma vez perdido o tónus muscular liso. A principal função dos órgãos do tubo digestivo é nutrir o corpo. Este tubo começa na boca e termina no ânus. Entre estes dois pontos, o canal modifica-se em faringe, esófago, estômago, intestino delgado e intestino grosso para se adaptar às necessidades funcionais do organismo. Tanto a boca como o ânus estão abertos ao ambiente externo; assim, os alimentos e os resíduos no interior do tubo digestivo são tecnicamente considerados como estando fora do corpo. Só através do processo de absorção é que os nutrientes dos alimentos entram e nutrem o "espaço interior" do corpo.

Estruturas acessórias

Cada órgão digestivo acessório ajuda na decomposição dos alimentos. Na boca, os dentes e a língua iniciam a digestão mecânica, enquanto as glândulas salivares iniciam a digestão química. Quando os produtos alimentares entram no intestino delgado, a vesícula biliar, o fígado e o pâncreas libertam secreções - como a bílis e as enzimas - essenciais para que a digestão continue. No seu conjunto, estes órgãos são designados por órgãos acessórios, porque brotam das células de revestimento do intestino em desenvolvimento (mucosa) e aumentam a sua função; de facto, não se poderia viver sem os seus contributos vitais e muitas doenças importantes resultam do seu mau funcionamento. Mesmo depois de terminado o desenvolvimento, mantêm uma ligação ao intestino por meio de ductos.

Cavidade oral

A cavidade oral ou boca é responsável pela ingestão de alimentos. É revestida por uma mucosa oral escamosa estratificada com queratina que cobre as áreas sujeitas a uma abrasão significativa , como a língua, o palato duro e o céu da boca. A mastigação refere-se à decomposição mecânica dos alimentos através das acções de mastigação e corte dos dentes. A língua, um órgão muscular forte, manipula o bolo alimentar para entrar em contacto com os dentes. É também o órgão sensorial da boca para o tato, a temperatura e o paladar, utilizando os seus sensores especializados conhecidos como papilas.

A salivação refere-se à mistura do conteúdo da cavidade oral com as secreções das glândulas salivares. A mucina (uma glicoproteína) presente na saliva actua como um lubrificante. A cavidade oral também desempenha um papel limitado na digestão dos hidratos de carbono. A enzima amilase sérica, um componente da saliva, inicia o processo de digestão dos hidratos de carbono complexos. A função final da cavidade oral é a absorção de pequenas moléculas, como a glucose e a água, através da mucosa. A partir da boca, os alimentos passam pela faringe e pelo esófago através da ação da deglutição.

Os dentes

Os dentes, ou dentições (singular = antros), são órgãos semelhantes aos ossos que utilizamos para rasgar, triturar e, de outro modo, decompor mecanicamente os alimentos.

Tipos de dentes

Ao longo da sua vida, tem duas séries de dentes (uma série de dentes é uma dentição). Os seus 20 dentes decíduos, ou dentes de leite, começam a aparecer por volta dos 6 meses de idade. Entre os 6 e os 12 anos de idade, aproximadamente, estes dentes são substituídos por 32 dentes permanentes. Movendo-se do centro da boca para os lados, estes são os seguintes:

Os oito incisivos, quatro de cima e quatro de baixo, são os dentes da frente afiados que usamos para morder os alimentos.

Os quatro cúspides (ou caninos) ladeiam os incisivos e têm uma extremidade pontiaguda (cúspide) para rasgar os alimentos. Estes dentes em forma de presas são óptimos para perfurar alimentos duros ou carnudos.

Posteriormente às cúspides estão os oito pré-molares (ou bicúspides), que têm uma forma geral mais plana com duas cúspides arredondadas úteis para triturar alimentos.

Os mais posteriores e maiores são os 12 molares, que têm várias cúspides pontiagudas utilizadas para esmagar os alimentos, de modo a que estejam prontos para serem engolidos. Os terceiros membros de cada conjunto de três molares, superiores e inferiores, são normalmente designados por dentes do siso, porque a sua erupção é normalmente atrasada até ao início da idade adulta. Não é raro os dentes do siso não erupcionarem, ou seja, ficarem impactados. Nestes casos, os dentes são normalmente removidos por cirurgia ortodôntica.

A faringe

A faringe (garganta) está envolvida tanto na digestão como na respiração. Recebe alimentos e ar da boca e ar das cavidades nasais. Quando o alimento entra na faringe, as contracções musculares involuntárias fecham as passagens de ar.

Tubo curto de músculo esquelético revestido por uma membrana mucosa, a faringe vai da cavidade oral e nasal posterior até à abertura do esófago e da laringe. Apresenta três subdivisões. A mais superior, a nasofaringe, está envolvida apenas na respiração e na fala. As outras duas subdivisões, a orofaringe e a laringofaringe, são utilizadas tanto para a respiração como para a digestão. A orofaringe começa inferiormente à nasofaringe e é contínua abaixo com a laringofaringe (Figura 6). O bordo inferior da laringofaringe liga-se ao esófago, enquanto a porção anterior se liga à laringe, permitindo a passagem do ar para a árvore brônquica.

Glândulas salivares

Três pares de glândulas salivares comunicam com a cavidade oral. Cada uma é uma glândula complexa com numerosos ácinos revestidos por epitélio secretor. Os ácinos segregam o seu conteúdo em canais especializados. Cada glândula está dividida em segmentos mais pequenos chamados lóbulos. A salivação ocorre em resposta ao sabor, cheiro ou mesmo aparência dos alimentos. Isto ocorre devido a sinais nervosos que dizem às glândulas salivares para segregarem saliva para preparar e humedecer a boca. Cada par de glândulas salivares segrega saliva com composições ligeiramente diferentes

Parótidas: As glândulas parótidas são glândulas grandes, de forma irregular, localizadas sob a pele na parte lateral da face. Segregam 25% da saliva. Estão situadas por baixo do arco zigomático (maçã do rosto) e cobrem parte da mandíbula (osso do maxilar inferior). Uma glândula parótida aumentada pode ser mais facilmente sentida quando se cerram os dentes. As parótidas produzem uma secreção aquosa que também é rica em proteínas. As imunoglobinas segregadas ajudam a combater os microrganismos e as proteínas a-amilase começam a decompor os hidratos de carbono complexos.

Submandibular: As glândulas submandibulares segregam 70% da saliva da boca. Encontram-se no soalho da boca, num sulco ao longo da superfície interna da mandíbula. Estas glândulas produzem uma secreção mais viscosa (espessa), rica em mucina e com uma menor quantidade de proteínas. A mucina é uma glicoproteína que actua como lubrificante.

Sublingual: As glândulas sublinguais são as glândulas salivares mais pequenas, cobertas por uma fina camada de tecido no pavimento da boca. Produzem aproximadamente 5% da saliva e as suas secreções são muito pegajosas devido à grande concentração de mucina. As suas principais funções são o fornecimento de tampões e a lubrificação.

Esófago

O esófago é um tubo muscular com cerca de 25 cm de comprimento e 2 cm de diâmetro. Estende-se da faringe até ao estômago depois de passar por uma abertura no diafragma. A parede do esófago é constituída por camadas musculares circulares internas e longitudinais externas, que são irrigadas pelo plexo nervoso esofágico. Este plexo nervoso envolve a parte inferior do esófago. O esófago funciona principalmente como um meio de transporte entre compartimentos.

Estômago

O estômago é um saco expandido em forma de J, situado imediatamente à esquerda da linha média entre o esófago e o intestino delgado. Está dividido em quatro regiões principais e tem dois bordos denominados curvatura maior e curvatura menor. A primeira secção é a cárdia, que envolve o orifício cárdico onde o esófago entra no estômago. O fundo é a porção superior e dilatada do estômago que está em contacto com a cúpula esquerda do diafragma. O corpo é a maior secção entre o fundo e a porção curva do J. É aqui que se localiza a maioria das glândulas gástricas e onde ocorre a maior parte da mistura dos alimentos. Finalmente, o piloro é a base curva do estômago. O conteúdo gástrico é expelido para o duodeno proximal através do esfíncter pilórico. A superfície interna do estômago é contraída em numerosas pregas longitudinais chamadas rugas. Estas permitem que o estômago se estique e expanda quando o alimento entra. O estômago pode conter até 1,5 litros de material. As funções do estômago incluem:

- O armazenamento a curto prazo dos alimentos ingeridos.
- Quebra mecânica dos alimentos através de movimentos de agitação e mistura.
- Digestão química das proteínas por ácidos e enzimas.
- O ácido do estômago mata os insectos e os germes.
- Alguma absorção de substâncias como o álcool.

A maioria destas funções é conseguida através da secreção de sucos gástricos pelas glândulas gástricas no corpo e no fundo do estômago. Algumas células são responsáveis pela secreção de ácido e outras segregam enzimas para decompor as proteínas.

Intestino delgado

O intestino delgado é composto pelo duodeno, jejuno e íleo. Tem em média cerca de 6 m de comprimento, estendendo-se desde o esfíncter pilórico do estômago até à válvula ileo-caecal que separa o íleo do ceco. O intestino delgado está comprimido em numerosas pregas e ocupa uma grande parte da cavidade abdominal.

O duodeno é a secção proximal em forma de C que se curva à volta da cabeça do pâncreas. O duodeno tem uma função de mistura, uma vez que combina as secreções digestivas do pâncreas e do fígado com o conteúdo expelido pelo estômago. O início do jejuno é marcado por uma curva acentuada, a flexura duodenojejunal. É no jejuno que ocorre a maior parte da digestão e da absorção. A porção final, o íleo, é o segmento mais longo e desemboca no ceco na junção ileocecal.

O intestino delgado efectua a maior parte da digestão e absorção dos nutrientes. Os alimentos parcialmente digeridos pelo estômago são ainda decompostos por enzimas do pâncreas e sais biliares do fígado e da vesícula biliar. Estas secreções entram no duodeno através da ampola de Vater. Após a digestão, os constituintes dos alimentos, como as proteínas, as gorduras e os hidratos de carbono, são decompostos em pequenos blocos de construção e absorvidos pela corrente sanguínea do corpo.

O revestimento do intestino delgado é constituído por numerosas pregas permanentes denominadas plicae circulares. Cada plicae tem numerosas vilosidades (pregas de mucosa) e cada vilosidade é coberta por epitélio com microvilosidades salientes (bordo em escova). Isto aumenta a área de superfície de absorção por um fator de várias centenas. A mucosa do intestino delgado contém várias células especializadas. Algumas são responsáveis pela absorção, enquanto outras segregam enzimas digestivas e muco para proteger o revestimento intestinal das acções digestivas.

Intestino grosso

O intestino grosso tem a forma de ferradura e estende-se à volta do intestino delgado como uma moldura. É constituído pelo apêndice, ceco, cólon ascendente, transverso, descendente, sigmoide e reto. Tem um comprimento de cerca de 1,5 m e uma largura de 7,5 cm.

O ceco é a bolsa expandida que recebe o material do íleo e começa a comprimir os produtos alimentares em material fecal. Os alimentos percorrem então o cólon. A parede do cólon é constituída por várias bolsas (haustra) que são mantidas sob tensão por três bandas musculares espessas (taenia coli).

O reto são os últimos 15 cm do intestino grosso. Expande-se para reter a matéria fecal antes de passar pelo canal anorrectal para o ânus. Bandas grossas de músculos, conhecidas como esfíncteres, controlam a passagem das fezes.

A mucosa do intestino grosso não tem as vilosidades que se encontram no intestino delgado. A superfície da mucosa é plana, com várias glândulas intestinais profundas. Numerosas células caliciformes revestem as glândulas que segregam muco para lubrificar a matéria fecal à medida que esta solidifica. As funções do intestino grosso podem ser resumidas em:

- A acumulação de material não absorvido para formar fezes.
- Alguma digestão por bactérias.
- As bactérias são responsáveis pela formação de gases intestinais.
- Reabsorção de água, sais, açúcar e vitaminas.

Fígado

O fígado é um órgão grande, de cor castanho-avermelhada, situado no quadrante superior direito do abdómen. Está rodeado por uma forte cápsula e divide-se em quatro lobos: o lobo direito, o lobo esquerdo, o lobo caudado e o lobo quadrado. O fígado tem várias funções importantes. Actua como um filtro mecânico, filtrando o sangue que sai do sistema intestinal. Desintoxica vários metabolitos, incluindo a degradação da bilirrubina e dos estrogénios. Além disso, o fígado tem funções sintéticas, produzindo albumina e factores de coagulação do sangue. No entanto, os seus principais papéis na digestão são a produção de bílis e o metabolismo dos nutrientes. Todos os nutrientes absorvidos pelos intestinos passam pelo fígado e são processados antes de seguirem para o resto do corpo. A bílis, produzida pelas células do fígado, entra no intestino através do duodeno. Aqui, os sais biliares decompõem os lípidos em partículas mais pequenas, para que haja uma maior área de superfície para as enzimas digestivas actuarem.

Vesícula biliar

A vesícula biliar é um órgão oco, em forma de pera, que se situa numa depressão na superfície posterior do lobo direito do fígado. É constituída por um fundo, um corpo e um colo. Esvazia-se através do ducto cístico para o sistema de ductos biliares. As principais funções da vesícula biliar são o armazenamento e a concentração da bílis. A bílis é um líquido espesso que contém enzimas que ajudam a dissolver a gordura nos intestinos. A bílis é produzida pelo fígado, mas é armazenada na vesícula biliar até ser necessária. A bílis é libertada da vesícula biliar através da contração das suas paredes musculares em resposta a sinais hormonais do duodeno na presença de alimentos.

Pâncreas

Por fim, o pâncreas é um órgão lobular, cinzento-rosado, situado atrás do estômago. A sua cabeça comunica com o duodeno e a sua cauda estende-se até ao baço. O órgão tem cerca de 15 cm de comprimento, com um corpo longo e delgado que liga os segmentos da cabeça e da cauda. O pâncreas tem funções exócrinas e endócrinas. A função endócrina refere-se à produção de hormonas que ocorre nos ilhéus de Langerhans. Os ilhéus produzem insulina, glucagon e outras substâncias e são estas as áreas danificadas na diabetes mellitus. A porção exócrina (secretora) constitui 80-85% do pâncreas e é a área relevante para o trato gastrointestinal.

É constituído por numerosos ácinos (pequenas glândulas) que segregam o seu conteúdo em ductos que acabam por conduzir ao duodeno. O pâncreas segrega um líquido rico em hidratos de carbono e enzimas inactivas. A secreção é desencadeada pelas hormonas libertadas pelo duodeno na presença de alimentos. As enzimas pancreáticas incluem hidratos de carbono, lipases, nucleases e enzimas proteolíticas que podem decompor diferentes componentes dos alimentos. Estas são segregadas numa forma inativa para evitar a digestão do próprio pâncreas. As enzimas tornam-se activas quando chegam ao duodeno.

Cólon

O cólon é responsável pelo processamento dos resíduos para que o esvaziamento dos intestinos seja fácil e cómodo. É um tubo muscular com 2,5 metros de comprimento que liga o intestino delgado ao reto.

O cólon é constituído pelo ceco, o cólon ascendente (direito), o cólon transverso (transversal), o cólon descendente (esquerdo) e o cólon sigmoide, que se liga ao reto.

As fezes, ou resíduos que sobram do processo digestivo, passam pelo cólon através do peristaltismo, primeiro em estado líquido e, por fim, em estado sólido. À medida que as fezes passam pelo cólon, a água é removida. As fezes são armazenadas no cólon sigmoide (em forma de S) até que um "movimento de massa" as esvazie no reto uma ou duas vezes por dia.

Normalmente, as fezes demoram cerca de 36 horas a atravessar o cólon. As fezes são constituídas maioritariamente por restos de comida e bactérias. Estas bactérias "boas" desempenham várias funções úteis, tais como a síntese de várias vitaminas, o processamento de produtos residuais e de partículas de alimentos e a proteção contra bactérias nocivas. Quando o cólon descendente fica cheio de fezes, esvazia o seu conteúdo no reto para iniciar o processo de eliminação (um movimento intestinal).

Rectum

O reto é uma câmara reta de 8 polegadas que liga o cólon ao ânus. A função do reto é receber as fezes do cólon, avisar que há fezes para evacuar (cagar) e reter as fezes até à evacuação. Quando algo (gás ou fezes) entra no reto, os sensores enviam uma mensagem para o cérebro. O cérebro decide então se o conteúdo rectal pode ser libertado ou não.

Se puderem, os esfíncteres relaxam e o reto contrai-se, eliminando o seu conteúdo. Se o conteúdo não puder ser eliminado, o esfíncter contrai-se e o reto acomoda-se, de modo que a sensação desaparece temporariamente.

Ânus

O ânus é a última parte do trato digestivo. É um canal com 2 cm de comprimento, constituído pelos músculos do pavimento pélvico e pelos dois esfíncteres anais (interno e externo). O revestimento da parte superior do ânus é capaz de detetar o conteúdo rectal. Permite-lhe saber se o conteúdo é líquido, gasoso ou sólido.

O ânus está rodeado por músculos esfíncteres que são importantes para permitir o controlo das fezes. O músculo do pavimento pélvico cria um ângulo entre o reto e o ânus que impede que as fezes saiam quando não é suposto saírem. O esfíncter interno está sempre apertado, exceto quando as fezes entram no reto. Isto mantém-nos continentes (impede-nos de fazer cocó involuntariamente) quando estamos a dormir ou não nos apercebemos da presença de fezes.

Caraterísticas ideais

1. Medicamentos que actuam localmente no estômago, por exemplo, antiácidos e medicamentos para a H. Pylori, como o misoprostol

2. Medicamentos que são absorvidos principalmente no estômago e na parte superior do trato gastrointestinal, por exemplo, amoxicilina, suplementos de cálcio, clordiazepóxido e cinarazina

3. Medicamentos pouco solúveis em pH alcalino, por exemplo, Furosemida, Diazepam, Verapamil HCL, Clordiazepóxido, etc.

4. Medicamentos com uma janela de absorção estreita no TGI, por exemplo, riboflavina, ácido paraaminobenzóico, ciclosporina, metotrexato, levodopa, etc.

5. Medicamentos que são rapidamente absorvidos pelo trato gastrointestinal, por exemplo, metronidazol, tetraciclina.

6. Medicamentos que se degradam ou são instáveis no cólon, por exemplo, Captopril, Ranitidina HCL, Metronidazol, Metformina HCl.

7. Medicamentos que perturbam os micróbios normais do cólon, por exemplo, Amoxicilina Trihidratada, antibióticos contra Helicobacter pylori.

Critérios de seleção do medicamento

Para sistema gastro-retentor de administração de medicamentos

1. Medicamentos que são localmente activos no estômago (por exemplo, misoprostol, antiácidos)

2. Medicamentos com uma janela de absorção estreita no TGI (por exemplo, L-DOPA, ácido paminobenzóico, furosemida, riboflavina).

3. Medicamentos que são localmente activos no estômago (por exemplo, misoprostol, antiácidos).

4. Os medicamentos apresentam baixa solubilidade a valores de pH elevados (por exemplo, diazepam, clordiazepóxido, verapamil).

5. Medicamentos que perturbam os micróbios normais do cólon, como a tetraciclina, a claritromicina, a amoxicilina

6. Drogas que são instáveis.

Lista de medicamentos formulados em formas unitárias múltiplas de sistemas flutuantes de administração de medicamentos

Forma de dosagem do medicamento

1. Cloridrato de verapamil
2. Cetoprofeno Flutuante
3. Cloridrato de ranitidina granulado flutuante
4. Pérolas flutuantes de Metronidazol
5. Meloxicam Sistema multiparticulado de baixa densidade
6. Cloridrato de Diltiazem,
7. Cloridrato de teofilina e verapamil Microsfera oca de nifedipina
8. Piroxicam Microesfera Flutuante Residronato de Sódio Granulado

Potenciais candidatos a sistemas de administração de medicamentos gastroretentivos

1. Medicamentos que são absorvidos principalmente no estômago, por exemplo, amoxicilina.

2. Fármacos pouco solúveis em pH alcalino, por exemplo, furosemida, diazepam.

3. Medicamentos com uma janela de absorção estreita, por exemplo, levodopa, metotrexato.

4. Medicamentos que se degradam no cólon, por exemplo, Ranitidina, Metformina HCL.

5. Medicamentos que perturbam os micróbios normais do cólon, por exemplo, antibióticos contra a Helicobacter pylori.

6. Fármacos rapidamente absorvidos pelo trato gastrointestinal, por exemplo, tetraciclina.

7. Medicamentos que actuam localmente no estômago.

Os sistemas de administração de medicamentos são utilizados para maximizar o índice terapêutico do medicamento e também para reduzir os efeitos secundários. A via mais preferida é a via oral, especialmente para a administração de fármacos terapêuticos, porque o baixo custo da terapia e a facilidade de administração conduzem a um maior nível de adesão dos doentes. Mais de 50% dos sistemas de administração de medicamentos disponíveis devem ser administrados por via oral. As razões subjacentes à utilização da via oral prendem-se com o facto de ser a via mais promissora de administração de medicamentos e de a eficácia da administração oral de medicamentos poder depender de muitos factores, como o processo de esvaziamento gástrico, o tempo de trânsito gastrointestinal da forma de dosagem, a libertação do medicamento da forma de dosagem e o local de absorção do medicamento. A maior vantagem da utilização da via oral é o elevado nível de adesão dos doentes. A modificação do tempo de trânsito gastrointestinal é um dos principais desafios no desenvolvimento de sistemas de administração controlada de medicamentos por via oral. O esvaziamento gástrico dos fármacos é altamente variável e depende da forma de dosagem e do estado de alimentação/jejum do estômago. O tempo de permanência gástrica normal varia geralmente entre 5 minutos e 2 horas. No estado de jejum, a atividade eléctrica no estômago - o ciclo mioeléctrico interdigestivo ou complexo mioeléctrico migratório (CMM) - governa a atividade e o trânsito das formas de dosagem. É caracterizado por quatro fases.

Vantagens do sistema de administração de medicamentos gastroretentivos

1. Aumenta a adesão dos doentes ao reduzir a frequência de dosagem

2. A flutuabilidade aumenta o tempo de permanência gástrica

3. Melhor efeito terapêutico dos medicamentos de meia-vida curta

4. A administração de medicamentos no estômago pode ser efectuada num local específico

5. A irritação gástrica pode ser evitada através da conceção de uma libertação sustentada.

6. Não há risco de dumping de dose ao fazer com que uma única unidade flutuante, como as microesferas, liberte o medicamento uniformemente.

8. Administração de fármacos com uma janela de absorção estreita na região do intestino delgado.

9. Um tempo de permanência mais longo no estômago pode ser vantajoso para uma ação local na parte superior do intestino delgado, por exemplo, no tratamento da úlcera péptica.

10. Espera-se uma melhor biodisponibilidade para os medicamentos que são rapidamente absorvidos após libertação no trato gastrointestinal, como a ciclosporina, a ciprofloxacina, a ranitidina, a amoxicilina, o captopril, etc.

11. Terapia orientada para doenças locais no trato gastrointestinal superior

Desvantagens do sistema gastroretentivo de administração de medicamentos

1) Os sistemas flutuantes têm como limitação o facto de necessitarem de um elevado nível de fluidos no estômago para flutuarem e funcionarem eficazmente. Por conseguinte, é prescrita uma maior ingestão de água com esta forma de dosagem.

2) Na postura supina (como ao dormir), a forma de dosagem flutuante pode ser arrastada (se não tiver um tamanho maior) pelas ondas contrácteis. Por isso, o doente não deve tomar a forma de dosagem flutuante imediatamente antes de se deitar.

3) Os medicamentos com problemas de estabilidade em meio muito ácido, com solubilidade muito baixa em meio ácido e os medicamentos que causam irritação da mucosa gástrica não podem ser incorporados no GRDDS.

4) Os sistemas bio/mucoadesivos têm o problema da elevada taxa de renovação da camada de muco, da espessura da camada de muco e das limitações relacionadas com o muco solúvel.

5) A forma de dosagem expansível deve ser capaz de inchar rapidamente antes da sua saída do estômago e atingir um tamanho superior à abertura do piloro. Tem de ser capaz de resistir às ondas de manutenção da Fase III da MMC.

6) A retenção gástrica é influenciada por muitos factores, como a motilidade gástrica, o pH e a presença de alimentos. Estes factores nunca são constantes e, por conseguinte, a flutuabilidade não pode ser prevista.

7) O principal desafio para um sistema bioadesivo é a elevada taxa de renovação do muco gástrico.

8) Existe também a possibilidade de ligação esofágica com sistemas bioadesivos de administração de medicamentos.

9) Os medicamentos com problemas de estabilidade e solubilidade no TGI não são candidatos adequados para este tipo de sistemas.

2. ASPECTOS DA FORMULAÇÃO

Formulação da forma de dosagem flutuante

Os seguintes tipos de ingredientes podem ser incorporados noGRFDDS

A. Hidrocolóides

B. Matérias gordas inertes

C. Aceleradores da taxa de libertação

D. Retardador da taxa de libertação

E. Agentes de aumento da flutuabilidade

F. Diversos

A. HIDROCOLÓIDES:

Os hidrocolóides adequados são sintéticos, aniónicos ou não iónicos, como gomas hidrofílicas, derivados de celulose modificados, por exemplo, acácia, pectina, ágar, alginatos, gelatina, caseína, bentonite, veegum, MC, HPC, HEC e SCMC. Os hidrocolóides devem hidratar-se em meio ácido, ou seja, o fluido gástrico tem pH 1,2. Embora a densidade aparente da formulação possa ser inicialmente superior a um, quando o fluido gástrico é introduzido no sistema, deve ser hidrodinamicamente equilibrada para ter uma densidade aparente inferior a um para assegurar a flutuabilidade.

Polímeros e suas aplicações em GRDDS

Pectina:

Aplicações Farmacêuticas-

Adsorvente, agente emulsionante, agentes gelificantes, agentes espessantes, agentes estabilizadores.

Aplicação em GRDDS:

As esferas de gel de pectina demonstraram ser um meio eficaz para controlar a libertação de um fármaco no trato gastrointestinal (GI).

Acácia:

Aplicações Farmacêuticas-

Agente emulsionante e de suspensão aglutinante, intensificador de viscosidade

Aplicação em GRDDS:

Utilizado em novas formulações de comprimidos e em comprimidos de libertação modificada.

Ágar:

Aplicações Farmacêuticas-

Emulsionante, base de supositório, agente de suspensão, agente estabilizador, agente de espessamento de aglutinante de comprimidos, intensificador de viscosidade

Aplicação em GRDDS:

Tem sido investigado numa série de aplicações farmacêuticas experimentais, incluindo como agente de libertação sustentada em géis, esferas, e comprimidos.

Gelatina:

Aplicações Farmacêuticas-

Agente de revestimento, formador de película Agente gelificante, agente de suspensão, aglutinante de comprimidos, agente de aumento de viscosidade

Aplicação em GRDDS:

A gelatina de baixo peso molecular tem sido investigada pela sua capacidade de melhorar a dissolução de fármacos ingeridos por via oral. preparados microgrânulos de ibuprofeno-gelatina para a libertação controlada do fármaco.

Ácido algínico:

Aplicações farmacêuticas:

Agente estabilizador, agente de suspensão, adjuvante de libertação sustentada, aglutinante de comprimidos, desintegrante de comprimidos, intensificador de viscosidade

Aplicação em GRFDDS:

Foram preparadas pérolas de gel de alginato capazes de flutuar na cavidade gástrica, cujas propriedades de libertação foram consideradas aplicáveis à libertação sustentada de fármacos e à orientação para a mucosa gástrica.

Quitosana:

Aplicações farmacêuticas:

Agente de revestimento, desintegrante, de película, mucoadesivo, aglutinante, intensificador de viscosidade

Aplicação em GRDDS:

O quitosano foi transformado em várias formas farmacêuticas, incluindo géis, películas, esferas, microesferas, comprimidos e revestimentos para lipossomas

Etilcelulose:

Aplicações farmacêuticas:

Agente de revestimento, agente aromatizante, aglutinante de comprimidos, enchimento de comprimidos, intensificador de viscosidade

Aplicação em GRDDS:

Estudos sugeriram também a utilização da etilcelulose em micropartículas flutuantes baseadas em pó de espuma de baixa densidade, para sistemas de administração de medicamentos gastro-retentores

Policarbofila:

Aplicações farmacêuticas:

Adsorvente, bioadesivo, aglutinante de comprimidos de libertação controlada, emulsionante, espessante e aglutinante

Aplicação em GRDDS:

Verificou-se que as microesferas bioadesivas flutuantes revestidas com policarbofila são um sistema de administração de medicamentos gastroretentivos útil para o tratamento da Helicobacter pylori

Bicarbonato de sódio:

Aplicações farmacêuticas:

Agente alcalinizante, agente terapêutico.

Aplicação em GRFDDS:

O bicarbonato de sódio tem sido utilizado como agente formador de gás em sistemas de jangadas de alginato e em formas de dosagem orais flutuantes de libertação controlada de furosemida e cisaprida.

B. Matérias gordas inertes:

Podem ser adicionados à formulação materiais gordos comestíveis, farmacêuticos e inertes, com uma gravidade específica inferior a um, para diminuir a propriedade hidrofílica da formulação e, por conseguinte, aumentar a flutuabilidade, por exemplo, podem ser utilizados graus purificados de cera de abelha, ácidos gordos, álcoois de cadeia longa, glicéridos e óleos minerais.

C. Acelerador da taxa de libertação:

A taxa de libertação do medicamento da formulação pode ser modificada pela inclusão de excipientes como a lactose e/ou o manitol. Estes podem ser modificados pela inclusão de excipientes como a lactose e/ou o manitol. Estes podem estar presentes a partir de cerca de 5-60 % em peso. (Superdesintegrante)

D. Retardadores de velocidade de libertação:

As substâncias insolúveis, como o fosfato dicálcico, o talco e o estearato de magnésio, diminuem a solubilidade e, por conseguinte, retardam a libertação dos medicamentos.

F. Agentes de aumento da flutuabilidade:

Materiais como a etilcelulose, que tem uma densidade aparente inferior a um, podem ser utilizados para aumentar a flutuabilidade da formulação. Pode ser adaptada até 80 % em peso.

G.Diversos:

Os adjuvantes farmaceuticamente aceitáveis, como conservantes, estabilizadores e lubrificantes, podem ser incorporados nas formas de dosagem de acordo com os requisitos. Não afectam negativamente o equilíbrio hidrodinâmico dos sistemas.

Factores que afectam o tempo de retenção gastro dos sistemas flutuantes de administração de medicamentos

Os vários factores que influenciam a eficácia da formulação de medicamentos gastro-retentivos como sistemas gastro-retentivos são

Factores de formulação e factores idiossincráticos

Factores de formulação

Densidade

A TAB é uma função da flutuabilidade da forma de dosagem que depende da densidade. A densidade de uma forma de dosagem também afecta a taxa de esvaziamento gástrico. Uma forma de dosagem flutuante com uma densidade inferior à dos fluidos gástricos flutua. Uma vez que se encontra afastada do esfíncter pilórico, a unidade de dosagem é retida no estômago durante um período prolongado. A flutuação do fármaco é uma função do tempo e pode ser mínima até se atingir o equilíbrio hidrodinâmico. As formas de dosagem com maior densidade do que conteúdo gástrico afundam-se no fundo do átrio, onde se depositam e libertam o composto ativo de forma controlada durante um período de tempo prolongado.

Tamanho

As unidades de formas de dosagem com um diâmetro superior a 7,5 mm um TAB aumentado em comparação com as que têm um diâmetro de 9,9 mm. As formas de dosagem maiores tendem a ter um tempo de retenção gástrica mais longo do que as mais pequenas porque são esvaziadas na fase digestiva (MMC mais fraca) e também porque a sua passagem através do esfíncter pilórico para o intestino delgado é dificultada.

Forma de dosagem:

Os dispositivos em forma de tetraedro e de anel com um módulo de flexão de 48 e 22,5 libras quilométricas por polegada quadrada (KSI) apresentam uma melhor retenção de GRT = 90% a 100% às 24 horas, em comparação com outras formas.

Em condições de jejum, a motilidade GI é caracterizada por períodos de forte atividade motora ou MMC que ocorre a cada 1,5 a 2 horas. A MMC varre o material não digerido do estômago e, se o momento da administração da formulação coincidir com o da MMC, é de esperar que o TRG da unidade seja muito curto. No entanto, no estado alimentado, a MMC é atrasada e o GRT é consideravelmente mais longo.

Grau de viscosidade do polímero:

A libertação do fármaco e as propriedades de flutuação dos GRFDDS são grandemente afectadas pela viscosidade dos polímeros e pela sua interação. Verificou-se que os polímeros de baixa viscosidade (por exemplo, HPMC K100 LV) são mais benéficos do que os polímeros de alta viscosidade (por exemplo, HPMC K4M) para melhorar as propriedades de flutuação. Além disso, foi observada uma diminuição da taxa de libertação com um aumento da viscosidade do polímero.

Natureza da refeição

A alimentação com polímeros indigestos ou sais de ácidos gordos pode alterar o padrão de motilidade do estômago para um estado de alimentação, diminuindo assim a taxa de esvaziamento gástrico e prolongando a libertação do fármaco. O tipo de refeição e o seu conteúdo calórico, o volume, a viscosidade e os medicamentos co-administrados afectam as secreções gástricas e o tempo de esvaziamento gástrico. A taxa de esvaziamento depende principalmente do conteúdo calórico da refeição ingerida. Não difere entre proteínas, gorduras e hidratos de carbono, desde que o seu conteúdo calórico seja o mesmo. Geralmente, o esvaziamento gástrico é mais lento devido ao aumento da acidez, da osmolaridade e dos valores calóricos. O tempo de permanência gástrica aumenta na presença de alimentos, levando a uma maior dissolução do fármaco da forma de dosagem no local de absorção mais favorável. Foi registado um TRG de 4-10 horas após uma refeição de gorduras e proteínas.

Frequência de alimentação

O GRT pode ser aumentado em mais de 400 minutos quando são dadas refeições sucessivas em comparação com uma única refeição, devido à baixa frequência de MMC.

Factores idiossincráticos

A idiossincrasia é uma anormalidade geneticamente determinada a uma substância química O fármaco interage com alguma caraterística única do indivíduo, não encontrada na maioria dos indivíduos, e produz a reação incaracterística encontrada na maioria dos indivíduos, e produz a reação incaracterística. O tipo de reação é restrito a indivíduos com um determinado genótipo. Pode também depender de

Género

O GRT ambulatório médio nos homens (3,4 ± 0,6 horas) é inferior ao das mulheres (4,6 ± 1,2 horas), independentemente do peso, da altura e da superfície corporal. O TRG médio ambulatório nos homens (3,4 ± 0,6 horas) é inferior ao das mulheres (4,6 ± 1,2 horas), independentemente do peso, da altura e da superfície corporal.

Idade

O tempo de esvaziamento gástrico é mais baixo nos do que nos jovens. Também se observam variações intra e inter-sujeitos no tempo de trânsito gástrico e intestinal. Os idosos, especialmente os que têm mais de 70 anos, têm um TRG significativamente mais longo. Os idosos, especialmente aqueles com mais de 70 anos, têm um TRG significativamente mais longo.

Postura

O GRT pode variar entre o estado supino e o estado ambulatório vertical do doente

Posição vertical:

Uma posição vertical protege as formas flutuantes contra o esvaziamento pós-prandial porque a forma flutuante permanece acima do conteúdo gástrico, independentemente do seu tamanho. As formas de dosagem flutuantes apresentam TABs prolongadas e mais reprodutíveis, enquanto as formas de dosagem convencionais afundam na parte inferior do estômago distal, de onde são expelidas pelo piloro por movimentos peristálticos astrais.

Posição supina:

Esta posição não oferece uma proteção fiável contra um esvaziamento precoce e irregular. Em indivíduos em posição supina, as formas de dosagem grandes (tanto convencionais como flutuantes) registam uma retenção prolongada. A retenção gástrica das formas flutuantes parece manter-se flutuante em qualquer ponto entre a curvatura menor e a curvatura maior do estômago. Ao deslocarem-se distalmente, estas unidades podem ser arrastadas pelos movimentos peristálticos que impulsionam o conteúdo gástrico em direção ao piloro, levando a uma redução significativa do TAB em comparação com indivíduos de pé.

Ingestão concomitante de medicamentos:

Medicamentos como os agentes procinéticos (por exemplo, metoclopramida e cisaprida), anticolinérgicos (por exemplo, atropina ou propantelina) e opiáceos (por exemplo, codeína) podem afetar o desempenho do GRFDDS. A coadministração de medicamentos que diminuem a motilidade gastrointestinal pode aumentar o tempo de esvaziamento gástrico.

Factores biológicos

Doenças como a gastroenterite, a úlcera gástrica, a estenose pilórica, a diabetes e o hipotiroidismo retardam o esvaziamento gástrico. A gastrectomia parcial ou total, a úlcera duodenal e o hipotiroidismo favorecem o esvaziamento gástrico. A gastrectomia parcial ou total, a úlcera duodenal e o hipotiroidismo favorecem o tempo de esvaziamento gástrico.

3. TÉCNICAS GASTRORETENTIVAS

Foram exploradas várias técnicas, incluindo a flutuação, o inchaço, a insuflação e a adesão, para aumentar a retenção de gastro das formas de dosagem

Tipos de formas de dosagem gastroretentiva

A) flutuantes

Os sistemas flutuantes são sistemas de baixa densidade que têm flutuabilidade suficiente para flutuar sobre o conteúdo gástrico e permanecer no estômago durante um período prolongado. Enquanto o sistema flutua sobre o conteúdo gástrico, o fármaco é libertado lentamente à taxa desejada, o que resulta num aumento do TAB e reduz a flutuação da concentração plasmática do fármaco. O sistema flutuante de administração de fármacos e o sistema bioadesivo de administração de fármacos são técnicas amplamente utilizadas para a retenção gástrica e os sistemas flutuantes, em particular, têm sido amplamente investigados, principalmente porque o sistema flutuante não afecta negativamente a motilidade do trato gastrointestinal. Os sistemas flutuantes podem também ser classificados como sistemas efervescentes e não efervescentes.

I) Sistemas efervescentes

Flutuação de um sistema de administração de medicamentos no estômago cheio de vácuo, ar ou um gás inerte. O gás pode ser introduzido na câmara flutuante pela volatilização de um solvente orgânico (por exemplo, éter ou ciclopentano) ou pelo CO2 produzido como resultado de uma reação efervescente entre ácidos orgânicos e sais de carbonato-bicarbonato. Estes dispositivos contêm uma unidade oca deformável que se converte de uma posição recolhida para uma posição expandida e regressa à posição recolhida após um período de tempo pré-determinado para permitir a ejeção espontânea do sistema flutuante fino do estômago.

a) Sistemas que contêm líquidos voláteis

Este tipo de sistema consiste em duas câmaras separadas por uma bexiga móvel, impermeável e sensível à pressão. A primeira câmara contém o fármaco e a segunda câmara contém o líquido volátil. O GRT de um sistema de administração de fármacos pode ser mantido através da incorporação de uma câmara insuflável, que contém um líquido, por exemplo, éter, ciclopentano, que gaseifica à temperatura do corpo para provocar a insuflação da câmara no estômago. O dispositivo pode também consistir num tampão bio-erodível constituído por álcool polivinílico, polietileno, etc., que se dissolve gradualmente, fazendo com que a câmara insuflável liberte gás e entre em colapso após um período de tempo pré-determinado para permitir a ejeção espontânea dos sistemas insufláveis do estômago. O dispositivo insufla-se e o medicamento é continuamente libertado do reservatório para o fluido gástrico. .

b) Sistema de produção de gás

A flutuabilidade também pode ser conseguida através da geração de bolhas de gás. O CO2 pode ser gerado in situ através da incorporação de carbonatos ou bicarbonatos, que reagem com ácido - quer o ácido gástrico natural quer coformulado como ácido cítrico ou tartárico. A proporção estequiométrica óptima de ácido cítrico e bicarbonato de sódio para a produção de gás é de 0,76:1. Uma alternativa é incorporar uma matriz com líquidos aprisionados, que formam um gás à temperatura corporal. Estas abordagens têm sido utilizadas para sistemas de uma ou várias unidades.

II.) Sistemas não efervescentes

Os sistemas não efervescentes incorporam um nível elevado (20-75 % p/p) de um ou mais hidrocolóides celulósicos formadores de gel, altamente expansíveis (por exemplo, hidroxietilcelulose, hidroxipropilcelulose, hidroxipropilmetilcelulose (HPMC) e carboximetilcelulose de sódio), polissacáridos ou polímeros formadores de matriz (por exemplo, policarbofila, poliacrilatos e poliestireno) em comprimidos ou cápsulas. Ao entrarem em contacto com o fluido gástrico, estes formadores de gel, polissacáridos e polímeros hidratam e formam uma barreira de gel coloidal que controla a taxa de penetração do fluido no dispositivo e a consequente libertação do fármaco. À medida que a superfície exterior da forma de dosagem se dissolve, a camada de gel é mantida pela hidratação da camada hidrocolóide adjacente. O ar aprisionado pelo polímero inchado diminui a densidade e confere flutuabilidade à forma de dosagem. As seguintes abordagens são utilizadas na conceção de sistemas flutuantes intra-gástricos.

a) Sistemas hidrodinâmicos equilibrados ou Colloidal Gel Barrier System:

Trata-se de uma forma de dosagem unitária, que contém um ou mais polímeros hidrofílicos formadores de gel, sendo o HPMC o excipiente mais utilizado, embora também se utilizem HEC, HPC, NaCMC, ágar e ácido algínico. O polímero é misturado com o fármaco e normalmente administrado numa cápsula de gelatina. As cápsulas dissolvem-se rapidamente no fluido gástrico, e a hidratação e o inchaço da superfície do polímero produzem uma massa flutuante. A libertação do fármaco é controlada pela formação de um limite hidratado à superfície. A erosão contínua da superfície permite a penetração da água na camada interna, mantendo a hidratação da superfície e a flutuabilidade. A incorporação de excipientes gordos dá origem a formulações de baixa densidade e reduz a penetração da água, reduzindo a erosão. O principal inconveniente é a passividade do funcionamento. Depende do ar selado no centro da massa seca após a hidratação da camada superficial gelatinosa e, consequentemente, das caraterísticas e da quantidade de polímero. A administração eficaz do fármaco depende do equilíbrio entre a carga do fármaco e o efeito do polímero no seu perfil de libertação.

b.) Sistema de compartimentos microporosos

Esta tecnologia baseia-se no encapsulamento de um reservatório de fármaco dentro de um compartimento microporoso com poros ao longo das paredes superior e inferior. As paredes periféricas do compartimento do reservatório do fármaco são completamente seladas para evitar qualquer contacto direto da superfície gástrica com o fármaco não dissolvido. No estômago, a câmara de flutuação contém ar aprisionado que faz com que o sistema de administração flutue sobre o conteúdo gástrico. O fluido gástrico que entra pela abertura dissolve o fármaco e transporta o fármaco dissolvido para um transporte contínuo através do intestino para absorção

c. Pérolas de alginato

Foram desenvolvidas formas de dosagem flutuantes de várias unidades a partir de alginato de cálcio liofilizado. Os grânulos esféricos de aproximadamente 2,5 mm de diâmetro podem ser preparados deixando cair uma solução de alginato de sódio numa solução aquosa de cloreto de cálcio, provocando a precipitação do alginato de cálcio. As esferas são então separadas, congeladas em azoto líquido e liofilizadas a -40ºC durante 24 horas, o que leva à formação de um sistema poroso, que pode manter uma força de flutuação durante mais de 12 horas. Estas pérolas flutuantes deram um tempo de residência prolongado de mais de 5,5 horas. 13

d. Micro balões ou microesferas ocas

Foram preparados microbalões/microesferas ocas carregadas com fármacos na sua outra camada de polímero por evaporação simples do solvente ou pelo método de difusão do solvente para prolongar o GRT da forma de dosagem. Os polímeros habitualmente utilizados para desenvolver estes sistemas são o policarbonato, o acetato de celulose, o alginato de cálcio, o Eudragit S, o ágar e a pectina com baixo teor de metoxilação, etc. A flutuabilidade e a libertação do fármaco da forma de dosagem dependem da quantidade de polímeros, do rácio polímero plastificante e do solvente utilizado na formulação. Estes microbalões flutuaram continuamente sobre a superfície de um meio de dissolução ácido contendo surfactante durante mais de 12 horas. Atualmente, as microesferas ocas são consideradas um dos sistemas de flutuação mais promissores porque combinam as vantagens de um sistema de unidades múltiplas e de uma boa flutuação.

B) Sistemas bio/mucoadesivos

Os sistemas bioadesivos de administração de fármacos (BDDS) são utilizados como dispositivo de administração no lúmen para aumentar a absorção de fármacos num local específico. Esta abordagem envolve a utilização de polímeros bioadesivos, que podem aderir à superfície das células epiteliais ou à mucina do estômago. Aumenta o TAB aumentando a intimidade e a duração do contacto entre a forma de dosagem e a membrana biológica. A aderência à parede gástrica aumenta o tempo de permanência num determinado local, melhorando assim a biodisponibilidade. A mucoadesão gástrica não tende a ser suficientemente forte para conferir às formas de dosagem a capacidade de resistir às fortes forças de propulsão da parede do estômago. A produção contínua de muco pela mucosa gástrica para substituir o muco que se perde através das contracções peristálticas e a diluição do conteúdo estomacal também parecem limitar o potencial da mucoadesão como força de retenção gástrica. Alguns dos excipientes mais promissores que têm sido utilizados são o policarbofilo, o carbopol, as lecções, o quitosano e a gliadina, etc. Os BDDS são utilizados como dispositivos de entrega no ser humano para aumentar a absorção do fármaco num local específico.

A base da adesão é o facto de uma forma de dosagem poder aderir à superfície da mucosa através de diferentes mecanismos. Estes mecanismos são:

1) A teoria da humidificação, que se baseia na capacidade dos polímeros bioadesivos para se espalharem e desenvolverem um contacto íntimo com as camadas mucosas.

2) A teoria da difusão que propõe um emaranhamento físico dos filamentos de mucina nas cadeias flexíveis do polímero, ou uma interpenetração dos filamentos de mucina na estrutura porosa do substrato polimérico.

3) A teoria da absorção sugere que a bioadesão se deve a forças secundárias, como as forças de Vander Waal e as ligações de hidrogénio.

4) A teoria dos electrões, que propõe forças electrostáticas atractivas entre a rede de mucina glicoproteica e o material bioadesivo.

A ligação dos polímeros à mucina/superfície epitelial pode ser dividida em três categorias:

a. Hidratação - adesão mediada

Certos polímeros hidrofílicos têm tendência a absorver grandes quantidades de água e a tornar-se pegajosos, adquirindo assim propriedades bioadesivas. A retenção prolongada de gastro do sistema de administração bio/mucoadesivo é ainda controlada pela taxa de dissolução do polímero.

b. Adesão mediada por ligação

A adesão de polímeros a uma superfície de muco ou de células epiteliais envolve vários mecanismos de ligação, incluindo ligações físicas, mecânicas e químicas. As ligações físicas ou mecânicas podem resultar da deposição e inclusão do material adesivo nas fendas da mucosa. As ligações químicas podem ser de natureza covalente (primária) ou iónica (secundária). As ligações químicas secundárias consistem em interações dispersivas (ou seja, interações de Vander Waals) e interações específicas mais fortes, como as ligações de hidrogénio. Os grupos funcionais hidrofílicos responsáveis pela formação de ligações de hidrogénio são os grupos hidroxilo e carboxílico.

c. Adesão mediada por receptores

Certos polímeros têm a capacidade de se ligar a sítios receptores específicos na superfície celular. Os eventos mediados por receptores servem como uma abordagem potencial na bio/mucoadesão, melhorando assim a retenção gástrica das formas de dosagem. Certas lecções vegetais, como as lecções do tomate, interagem especificamente com os grupos de açúcar presentes no muco ou no glicocálix

C) Sistemas expansíveis, desdobráveis e dilatáveis

Uma forma de dosagem no estômago resistirá ao trânsito gástrico se for maior do que o esfíncter pilórico. No entanto, a forma de dosagem deve ser suficientemente pequena para ser engolida e não deve causar obstrução gástrica, quer isoladamente quer por acumulação. Assim, as suas configurações são necessárias para desenvolver um sistema expansível para prolongar o TRG:

1) Uma pequena configuração para ingestão oral,

2) Uma forma gastro-retentiva alargada, e

3) Uma forma final pequena que permita a evacuação após a libertação do fármaco do dispositivo.

Assim, a gastro-retenção é melhorada pela combinação de uma dimensão substancial com uma elevada rigidez da forma de dosagem para suportar o peristaltismo e a contratilidade mecânica do estômago. Os sistemas desdobráveis e incháveis foram investigados e recentemente tentados para desenvolver um GRDDS eficaz. Os sistemas não dobráveis são feitos de polímeros biodegradáveis. Existem em diferentes formas geométricas, como tetraedro, anel ou membrana plana (disco de 4 rótulos ou forma de cruz de 4 membros) de polímero bioerodível comprimido numa cápsula que se estende no estômago. Os sistemas expansíveis também são retidos no TGI devido às suas propriedades mecânicas. O inchaço resulta normalmente da absorção osmótica de água. Os sistemas expansíveis têm alguns inconvenientes, como o armazenamento problemático de muitos polímeros facilmente hidrolisáveis e biodegradáveis, a memória de forma mecânica de duração relativamente curta para o sistema de desdobramento, a industrialização mais difícil e a falta de rentabilidade. Mais uma vez, a retenção permanente de formas de dosagem de administração de fármacos expansíveis de unidade única rígidas e de grandes dimensões pode causar obstrução breve, adesão intestinal e gastropatia.

D) Sistemas de alta densidade

Estes sistemas, que têm uma densidade de ~3 g/cm3, ficam retidos nas rugas do estômago e são capazes de suportar os seus movimentos peristálticos. Acima de um limiar de densidade de 2,4-2,8 g/cm3, estes sistemas podem ser retidos na parte inferior do estômago. O único grande inconveniente destes sistemas é o facto de ser tecnicamente difícil fabricá-los com uma grande quantidade de fármaco (>50%) e atingir a densidade necessária de 2,4-2,8 g/cm3. Diluentes como o sulfato de bário (densidade = 4,9), o óxido de zinco, o dióxido de titânio e o pó de ferro podem ser utilizados para fabricar tais formulações de alta densidade.

E. Sistemas magnéticos

Esta abordagem para melhorar o TAB baseia-se no princípio simples de que a forma de dosagem contém um pequeno íman interno e um íman colocado no abdómen sobre a posição do estômago. Embora o sistema magnético pareça funcionar, o íman externo tem de ser posicionado com um grau de precisão que pode comprometer a adesão do doente. A abordagem tecnológica em coelhos com grânulos bioadesivos contendo ferrite ultrafina. Guiaram-nos para o esófago com um íman externo durante os 2 minutos iniciais e quase todos os grânulos ficaram retidos na região após 2 horas 20

F) Sistema de formação de jangadas

O sistema Raft incorpora géis de alginato, que têm um componente de carbonato e, após reação com o ácido gástrico, formam-se bolhas no gel, permitindo a flutuação. Os sistemas de formação de jangadas têm recebido muita atenção para a administração de medicamentos para infecções e perturbações gastrointestinais. O mecanismo inclui a formação de um gel coesivo viscoso em contacto com fluidos gástricos, em que cada porção do líquido incha, formando uma camada contínua designada por jangada. Esta jangada flutua nos fluidos gástricos devido à baixa densidade aparente criada pela formação de CO2. Normalmente, os ingredientes do sistema incluem um agente formador de gel e bicarbonatos ou carbonatos alcalinos responsáveis pela formação de CO2 para tornar o sistema menos denso e flutuar sobre os fluidos gástricos Um sistema flutuante antiácido formador de jangada contém um agente formador de gel (por exemplo alginato de sódio), bicarbonato de sódio e neutralizador de ácido, que forma um gel espumoso de alginato de sódio (jangada) que, quando entra em contacto com os fluidos gástricos, flutua sobre os fluidos gástricos e impede o refluxo do conteúdo gástrico (ou seja, ácido gástrico) para o esófago, actuando como barreira entre o estômago e o esófago.

G) Hidrogéis super porosos

Embora se trate de sistemas expansíveis, diferem suficientemente do tipo convencional para justificar uma classificação separada. Os hidrogéis superporosos, com poros de tamanho médio > 100 m, incham até ao tamanho de equilíbrio num minuto, devido à rápida absorção de água por humedecimento capilar através de numerosos poros abertos interligados.

H) Sistemas de dilatação

Após a ingestão, estas formas de dosagem incham até um tamanho que impede a sua passagem através do piloro. Como resultado, a forma de dosagem é retida no estômago por um longo período de tempo. Estes sistemas são por vezes referidos como sistemas de tipo tampão, porque tendem a permanecer alojados no esfíncter pilórico. Estas matrizes poliméricas permanecem na cavidade gástrica durante várias horas, mesmo no estado de alimentação. A libertação sustentada e controlada do fármaco pode ser conseguida selecionando um polímero com o peso molecular e as propriedades de dilatação adequados. Ao entrar em contacto com o fluido gástrico, o polímero absorve água e incha. A dilatação extensiva destes polímeros resulta da presença de ligações cruzadas físico-químicas na rede hidrofílica do polímero. Estas ligações cruzadas impedem a dissolução do polímero e mantêm assim a integridade física da forma de dosagem. O equilíbrio entre a extensão e a duração do inchaço é mantido pelo grau de ligações cruzadas entre as cadeias poliméricas. Um elevado grau de ligações cruzadas retarda a capacidade de inchaço do sistema e mantém a sua integridade física durante um período prolongado. Por outro lado, um baixo grau de ligação cruzada resulta num inchaço extenso seguido da rápida dissolução do polímero. É necessária uma quantidade óptima de ligações cruzadas para manter um equilíbrio entre o inchaço e a dissolução. O sistema inchado acaba por perder a sua integridade devido a uma perda de resistência mecânica causada por abrasão ou erosão ou rebenta em pequenos fragmentos quando a membrana se rompe devido à expansão contínua. Estes sistemas também podem sofrer erosão na presença de sucos gástricos, de modo que, após um período de tempo pré-determinado, o dispositivo já não consegue atingir ou manter a configuração expandida.

Limitações das técnicas de retenção gastro

Devem ser alcançadas propriedades de flutuação mais previsíveis e reprodutíveis em todas as condições gástricas extremas.

1. Os sistemas flutuantes em doentes com acloridria podem ser questionáveis no caso de sistemas dilatáveis, são necessárias propriedades de dilatação mais rápidas e a dilatação completa do sistema deve ser alcançada muito antes do tempo de esvaziamento gástrico.

2. A bioadesão no ambiente ácido e a elevada renovação do muco podem levantar questões sobre a eficácia desta técnica. Do mesmo modo, a retenção de sistemas de alta densidade na parte do antro sob as ondas migratórias do estômago é questionável.

3. Não são adequados para medicamentos que possam causar lesões gástricas, por exemplo, medicamentos anti-inflamatórios não esteróides. Fármacos que são instáveis em ambiente ácido forte, estes sistemas não oferecem vantagens significativas em relação às formas de dosagem convencionais para fármacos que são absorvidos através do trato gastrointestinal.

4. O muco das paredes do estômago está num estado de renovação constante, o que resulta numa aderência imprevisível.

5. Em todos os sistemas acima referidos, a integridade física do sistema é muito importante e um requisito primordial para o êxito destes sistemas.

4. AVALIAÇÃO DE COMPRIMIDOS FLUTUANTES:

Ensaios da farmacopeia

Dureza

A dureza dos comprimidos foi testada por compressão diametral, utilizando um medidor de dureza Monsanto. Uma dureza do comprimido de cerca de 2-4Kg/cm2 é considerada adequada para a estabilidade mecânica.

Friabilidade

A friabilidade dos comprimidos foi medida num Friabilizador Roche. Foram retirados 20 comprimidos, pesados e o peso inicial foi anotado (W0), deduzidos num tambor durante um tempo fixo (100 quedas livres, num Friabilizador Roche) e pesados (W) novamente. A percentagem de friabilidade foi calculada a partir da perda de peso, como indicado na equação abaixo. A perda de peso não deve ser superior a 1 %

Friabilidade (%) = [(Peso inicial - Peso final) / (Peso inicial)] x100

Uniformidade de conteúdo

Neste teste, 20 comprimidos foram selecionados aleatoriamente e a percentagem fármaco foi determinada. Os comprimidos que continham não menos de 85% ou não mais de 115% (100±15%) do fármaco rotulado podem ser considerados como tendo passado no teste

Ensaio

O teor de fármaco em cada formulação foi determinado por trituração de 20 comprimidos e o pó equivalente ao peso médio foi dissolvido em 100 ml de ácido clorídrico 0,1N por sonicação durante 30 minutos. A solução foi filtrada através de um filtro de membrana de 0,45 μ, diluída adequadamente e a absorvância da solução resultante foi medida espectrofotometricamente no λmax do API (nm) usando ácido clorídrico 0,1 N como branco.

Espessura

A espessura de todas as formulações de comprimidos foi medida utilizando um verniercalibrador, colocando o comprimido entre dois braços do verniercalibrador.

Estudos de flutuabilidade in-vitro

As pastilhas foram colocadas num copo de 100 ml contendo HCl 0,1N. O tempo necessário para que o comprimido suba à superfície e flutue foi determinado como tempo de atraso de flutuação.

Flutuabilidade (%) = Wf /Wf+Ws*100

Onde, Wf e Ws são os pesos das microesferas flutuantes e assentadas, respetivamente.

Estudo de Dissolução In-Vitro

O estudo de dissolução in vitro dos comprimidos flutuantes foi efectuado no aparelho de teste de dissolução USP XXIII tipo II (tipo pá), utilizando 900 ml de HCl 0,1 N como meio de dissolução a 50 rpm e à temperatura de 37±0,5°C. Em intervalos de tempo pré-determinados, foram retirados 5 ml das amostras por meio de uma seringa equipada com um pré-filtro, o volume retirado em cada intervalo foi substituído pela mesma quantidade de meio de dissolução fresco. As amostras resultantes foram analisadas quanto à presença da libertação do fármaco medindo a absorvância no λmax do IFA (nm) utilizando o espetrofotómetro UV-visível após diluições adequadas. As determinações foram efectuadas em triplicado (n=3)

Modelação cinética da libertação de fármacos

O perfil de dissolução de todas as formulações foi ajustado aos modelos de ordem zero, primeira ordem, Higuchi e Korsmeyer-peppas para determinar a modelação cinética da libertação do fármaco.

Avaliação in vivo da gastro-retenção:

Radiografia/cintigrafia gama:

Atualmente, a cintigrafia de raios X/gama é um parâmetro de avaliação muito popular para formas de dosagem flutuantes. Ajuda a localizar a forma de dosagem no trato gastrointestinal (TGI), através da qual se pode prever e correlacionar o tempo de esvaziamento gástrico e a passagem da forma de dosagem no TGI. Neste caso, a inclusão de um material radiopaco numa forma de dosagem sólida permite a sua visualização por raios X. Do mesmo modo, a inclusão de um radionuclídeo emissor de GAMMA numa formulação permite a observação externa indireta utilizando uma câmara GAMMA ou um scintiscanner. No caso da cintigrafia GAMMA, os raios GAMMA emitidos pelo radionuclídeo são focados numa câmara que ajuda a monitorizar a localização da forma de dosagem no TGI. Os comprimidos formulados (sistema TranilastEudragit S (BaSO4) Isardipina (HPMC)) e para estudos In-Vivo, dois voluntários saudáveis do sexo masculino administraram cápsulas de gelatina dura embaladas com microbalões (1000mg) com 100 mL de água. Foram tiradas fotografias de raios X a intervalos adequados.

Duas fases: Fase I (condições de jejum): Cinco voluntários saudáveis (3 homens e 2 mulheres) num desenho cruzado aleatório aberto, cápsulas ingeridas na posição sentada com 100 ml de água da torneira.

Fase II (estados alimentados): Quatro indivíduos receberam cápsulas normais ou de MR num esquema cruzado após o pequeno-almoço normal. Foram colhidas amostras de sangue venoso em tubos heparinizados em intervalos de tempo pré-determinados após a dose.

O comportamento in vivo dos grânulos revestidos e não revestidos e dos grânulos flutuantes preparados foi monitorizado através de um estudo de análise de canal único em 12 voluntários humanos saudáveis com uma idade média de 34 anos por cintigrafia gama.

Densidade dos comprimidos

A densidade do comprimido é um parâmetro importante para os comprimidos flutuantes. O comprimido só flutua quando a sua densidade é inferior à do fluido gástrico (1,004). A densidade é determinada utilizando a seguinte relação

V = r2hd =m/v

v = volume do comprimido (cc)

r = raio da pastilha (cm)

h = espessura da coroa da pastilha (g/cc)

m = massa da pastilha

Para formas de dosagem de unidades múltiplas (microesferas/microbalões)

No caso de sistemas de administração de fármacos multiparticulados, são realizados estudos de calorímetro diferencial de varrimento (DSC), análise do tamanho das partículas, propriedades de fluxo, morfologia da superfície, propriedades mecânicas e difração de raios X.

Avaliação do tamanho e da forma

O tamanho e a forma das partículas desempenham um papel importante na determinação da taxa de solubilidade dos fármacos e, por conseguinte, na sua biodisponibilidade potencial. A dimensão das partículas da formulação pode ser determinada utilizando análise por peneiração, análise de elutriação por ar, análise fotográfica, microscópio ótico, métodos de contagem de electrorresistência, técnicas de sedimentação e métodos de difração laser.

Morfologia e topografia da superfície

A topografia e as estruturas da superfície foram determinadas utilizando um microscópio eletrónico de varrimento (SEM) com uma tensão de aceleração de 10k.v, um medidor do ângulo de contacto, um microscópio de força atómica (AFM) e um perfilómetro de contacto

Percentagem de aprisionamento de droga

A percentagem de eficiência de aprisionamento foi fiável para quantificar a distribuição de fases do fármaco nas formulações pré-preparadas. O fármaco é extraído por um método adequado, analisado e calculado a partir de:

PDE = Carga prática do medicamento / Carga teórica do medicamento (100)

5. PERSPECTIVAS FUTURAS DOS GRDDS

O GRT da forma de dosagem convencional é um dos principais desafios da indústria farmacêutica, especialmente para os medicamentos que são absorvidos na parte superior do intestino. O desenvolvimento de GRDDS ajudará a ultrapassar os inconvenientes associados à forma de dosagem convencional, embora seja necessário mais trabalho sobre as suas deficiências. Até à data, foram realizados muitos estudos sobre GRDDS utilizando a abordagem de sistema único, como sistemas flutuantes, expansíveis e mucoadesivos.

Embora várias tecnologias de GRDDS tenham sido amplamente exploradas para obter sistemas bem sucedidos de retenção de gastro, a maioria tem as suas próprias limitações (Quadro 4). A variação no GRT, especialmente nos estados de alimentação e jejum, continua a ser um dos principais desafios enfrentados por muitos cientistas de formulações. Nenhuma abordagem única pode ser a melhor para resolver os problemas. Por conseguinte, é desejável explorar GRDDS adequados que possam ultrapassar as limitações de uma única abordagem. A utilização de abordagens combinadas, tais como sistemas flutuantes expansíveis e efervescentes, sistemas mucoadesivos e flutuantes, sistemas incháveis e flutuantes e sistemas mucoadesivos e de alta densidade, pode ser uma estratégia útil para minimizar a variabilidade da TAB. Além disso, os sistemas de funcionamento duplo são menos afectados pelas condições fisiológicas do estômago, como os estados de jejum e de alimentação, e estes sistemas podem assegurar um esvaziamento gástrico retardado. Por conseguinte, os trabalhos futuros sobre o GRDDS devem centrar-se em combinações de diferentes mecanismos, a fim de prolongar a retenção gástrica das formas de dosagem, mesmo em jejum.

É essencial avaliar as formas de dosagem gastro-retentoras caso a caso, porque a natureza físico-química do fármaco e dos excipientes, os tipos e a composição dos polímeros, a dose do fármaco e a capacidade de fabrico podem depender da especificação do produto [19]. Outro aspeto importante para melhorar a GRDDS é compreender os efeitos das variáveis da formulação e do processo nos atributos críticos de qualidade da GRDDS. Os atributos críticos de qualidade do GRDDS incluem o comportamento de flutuação, a força de flutuação, a força do gel, a força mucoadesiva, o tempo mucoadesivo, a libertação in vitro do fármaco, a capacidade de inchaço, a porosidade do hidrogel, a resistência à tração do comprimido e a friabilidade. Do ponto de vista da formulação, a compreensão do comportamento do polímero e do seu papel na formulação é crucial para o desenvolvimento racional da forma de dosagem gastro-retentora. Além disso, a seleção de uma concentração adequada de polímero é igualmente importante para a conceção de tais formas de dosagem. A este respeito, a abordagem da qualidade pela conceção (QbD) pode ser uma ferramenta útil para investigar a influência das variáveis da formulação e do processo nos atributos críticos de qualidade da GRDDS. Com a implementação da abordagem QbD nos domínios farmacêuticos, verificou-se uma transformação significativa na compreensão e no controlo do processo de fabrico, o que minimiza significativamente o risco de insucesso do produto.

Algumas abordagens gastro-retentoras, como os sistemas magnéticos, não foram objeto de um estudo aprofundado. Os estudos clínicos destes sistemas ainda não foram relatados em pormenor. Por conseguinte, os futuros trabalhos sobre sistemas magnéticos devem centrar-se em candidatos clínicos para especificar as suas aplicações práticas em seres humanos. Além disso, a incorporação de sistemas magnéticos no sistema de hidrogel superporoso pode ajudar os ímanes extracorporais a localizar com precisão a forma de dosagem ingerida, uma vez que esta incha e ocupa um volume maior. O avanço das tecnologias oferece ferramentas de medição eficientes que podem ajudar a prever e correlacionar o tempo de esvaziamento gástrico e a passagem do fármaco para o TGI. Por exemplo, a radiologia e a cintigrafia podem ser utilizadas para a avaliação in vivo do esvaziamento gástrico de formas de dosagem do estômago. Além disso, as técnicas de monitorização de marcadores magnéticos também podem ser utilizadas para captar imagens de formas de dosagem no estômago.

6. APLICAÇÕES DOS SISTEMAS GASTRORETENTIVOS DE ADMINISTRAÇÃO DE MEDICAMENTOS (GRDDS)

Os sistemas de administração de fármacos gastro-retentivos (GRDDS) são formulações farmacêuticas avançadas concebidas para permanecer no estômago durante períodos prolongados, permitindo a libertação controlada e sustentada de fármacos. Estes sistemas tiram partido das condições fisiológicas do trato gastrointestinal (GI) para otimizar a absorção do fármaco, melhorar a biodisponibilidade e minimizar os efeitos secundários. Os GRDDS têm aplicações em várias áreas terapêuticas, incluindo a melhoria da biodisponibilidade de fármacos pouco solúveis, a gestão de doenças crónicas, o fornecimento de tratamento localizado a áreas específicas do trato gastrointestinal e a melhoria da adesão dos doentes. Este documento analisa as principais aplicações dos GRDDS no desenvolvimento farmacêutico e na prática clínica.

1. Melhoria da biodisponibilidade de fármacos pouco solúveis em água

Muitos compostos farmacêuticos sofrem de fraca solubilidade em água, o que leva a uma absorção incompleta ou inconsistente no trato gastrointestinal. A biodisponibilidade destes fármacos pode ser significativamente melhorada através da utilização de GRDDS. Ao prolongar a retenção do fármaco no estômago, os GRDDS oferecem mais tempo para a sua dissolução no fluido gástrico, conduzindo a uma melhor absorção. Isto é particularmente útil para os medicamentos que são absorvidos principalmente na parte superior do trato gastrointestinal.

Por exemplo, medicamentos como o cetoconazol, o ibuprofeno e a Frusemida, que se sabe terem baixa solubilidade em água, podem ser incorporados em GRDDS para melhorar a sua biodisponibilidade. O cetoconazol, um medicamento antifúngico, tem uma fraca solubilidade em água, o que pode resultar numa absorção errática. Utilizando uma formulação gastro-retentora, o fármaco permanece mais tempo no estômago, o que lhe permite dissolver-se mais eficazmente antes de ser libertado no intestino delgado para absorção. Esta abordagem pode reduzir a variabilidade das concentrações plasmáticas do fármaco e aumentar a eficácia terapêutica.

Do mesmo modo, a l-dopa, utilizada no tratamento da doença de Parkinson, beneficia da tecnologia GRDDS. A l-dopa é absorvida principalmente no intestino delgado, mas utilizando uma formulação gastro-retentora, a sua libertação pode ser controlada e prolongada, melhorando assim a biodisponibilidade e reduzindo as flutuações nas concentrações plasmáticas do fármaco, que podem levar a flutuações motoras nos doentes com doença de Parkinson.

2. Libertação sustentada e administração controlada de medicamentos

A principal vantagem dos GRDDS é a sua capacidade de proporcionar uma libertação sustentada e controlada do fármaco. Isto é particularmente importante para os medicamentos que requerem uma concentração sanguínea constante durante períodos prolongados. A libertação sustentada reduz a necessidade de dosagem frequente, minimiza as flutuações de pico a vale e aumenta a adesão do doente.

Por exemplo, a metformina, um medicamento utilizado no tratamento da diabetes tipo 2, pode ser administrada através de uma formulação GRDDS. A metformina tem uma semi-vida curta, exigindo doses diárias múltiplas para manter os seus efeitos terapêuticos. No entanto, o GRDDS permite que o medicamento seja retido no estômago e libertado lentamente, proporcionando um perfil de libertação sustentada que mantém os níveis de glucose no sangue de forma mais consistente ao longo do dia. Este reduz a necessidade de doses diárias múltiplas e minimiza os efeitos secundários gastrointestinais, como náuseas e diarreia.

Do mesmo modo, os medicamentos anti-hipertensores, como o propranolol e a amlodipina, podem beneficiar de sistemas gastro-retentores. O propranolol, um beta-bloqueador utilizado no tratamento da hipertensão, requer concentrações plasmáticas estáveis para uma gestão eficaz da pressão arterial. Uma formulação GRDDS assegura que o medicamento é retido no estômago e libertado lentamente, reduzindo os picos e vales nos níveis plasmáticos do medicamento e proporcionando assim um controlo consistente da pressão arterial.

3. Administração direcionada para o estômago e o trato gastrointestinal superior

Certas doenças e condições requerem a administração localizada de medicamentos no estômago ou no trato gastrointestinal superior. Os GRDDS são particularmente úteis nestes casos, uma vez que podem ser concebidos para libertar o fármaco no local de ação, melhorando assim os resultados terapêuticos e minimizando os efeitos secundários sistémicos.

Por exemplo, os inibidores da bomba de protões (IBP), como o omeprazol, são utilizados para tratar úlceras gástricas, doença do refluxo gastroesofágico (DRGE) e outras perturbações relacionadas com a acidez. Ao formular o omeprazol num GRDDS, o medicamento permanece no estômago durante mais tempo, assegurando a supressão prolongada da produção de ácido gástrico. Isto resulta numa melhor cicatrização das úlceras e numa gestão mais eficaz dos sintomas de refluxo ácido.

Do mesmo modo, os antiácidos, como o hidróxido de alumínio e o hidróxido de magnésio, podem ser incorporados no GRDDS para proporcionar um alívio sustentado da azia e da indigestão ácida. Em vez de administrar o fármaco de forma rápida e intermitente, o GRDDS pode proporcionar uma libertação constante, mantendo os níveis terapêuticos do fármaco no estômago durante um período prolongado.

Outra aplicação importante do GRDDS é o tratamento de infecções por Helicobacter pylori, que estão associadas a úlceras gástricas. Os antibióticos, como a amoxicilina ou a claritromicina, podem ser administrados através de sistemas gastro-retentores para assegurar concentrações locais elevadas no estômago, melhorando a erradicação da H. pylori e minimizando a necessidade de doses diárias múltiplas.

4. Tratamento de doenças crónicas que requerem medicação a longo prazo

As doenças crónicas, como a hipertensão, a diabetes, a epilepsia e a dor crónica, exigem frequentemente uma gestão da medicação a longo prazo. O GRDDS pode ajudar a melhorar a adesão dos doentes e os resultados do tratamento, proporcionando uma libertação contínua do fármaco, minimizando assim o risco de doses perdidas e flutuações nos níveis do fármaco.

Por exemplo, os medicamentos anti-epilépticos como a fenitoína são utilizados para controlar as convulsões em doentes com epilepsia. Estes medicamentos têm uma janela terapêutica estreita, o que significa que mesmo pequenas variações na concentração do medicamento podem levar a um tratamento ineficaz ou a efeitos adversos. Ao formular a fenitoína num GRDDS, o fármaco pode ser libertado lentamente durante um período prolongado, mantendo níveis plasmáticos estáveis e reduzindo o risco de convulsões.

Do mesmo modo, os analgésicos opióides, como a morfina e a oxicodona, são utilizados no tratamento da dor crónica. Estes fármacos estão frequentemente associados a efeitos secundários como a sedação e a obstipação, especialmente quando tomados em grandes doses ou durante períodos prolongados. A tecnologia GRDDS permite a libertação controlada destes fármacos, proporcionando um alívio sustentado da dor, ao mesmo tempo que minimiza as concentrações plasmáticas máximas e os efeitos secundários associados.

No caso da hipertensão, medicamentos como a amlodipina ou o lisinopril podem ser administrados através de GRDDS para assegurar uma libertação contínua e controlada durante 24 horas, mantendo assim um controlo consistente da pressão arterial ao longo do dia e reduzindo o risco de complicações como ataques cardíacos ou acidentes vasculares cerebrais.

5. Melhoria da administração localizada de medicamentos no cólon

Embora os GRDDS sejam frequentemente concebidos para reter os fármacos no estômago, também podem ser concebidos para libertar fármacos no cólon, o que é particularmente útil para o tratamento de doenças inflamatórias intestinais (DII), como a doença de Crohn e a colite ulcerosa.

Medicamentos como a mesalamina (ácido 5-aminossalicílico) são utilizados para tratar a DII e são absorvidos principalmente no cólon. Ao utilizar um sistema gastro-retentor, a mesalamina pode ser formulada para contornar o estômago e o intestino delgado e libertar o fármaco especificamente no cólon, onde exerce os seus efeitos terapêuticos. Esta libertação localizada reduz a probabilidade de efeitos secundários sistémicos e garante que o medicamento se concentra no local da inflamação.

Além disso, podem ser utilizados sistemas de administração de medicamentos específicos para o cólon no tratamento do cancro do cólon. Os agentes quimioterapêuticos, como o 5-fluorouracil, podem ser administrados diretamente no cólon, melhorando a sua eficácia terapêutica e reduzindo a toxicidade sistémica. Utilizando GRDDS para controlar a libertação destes fármacos no cólon, é possível obter resultados de tratamento mais eficazes com menos efeitos secundários.

6. Suplementos alimentares e vitaminas

Os sistemas gastro-retentivos são também utilizados para a administração de suplementos alimentares e vitaminas. Nutrientes como o cálcio, o ferro e a vitamina B12 são melhor absorvidos em áreas específicas do trato gastrointestinal, e a sua biodisponibilidade pode ser melhorada utilizando GRDDS.

Por exemplo, os suplementos de ferro, frequentemente utilizados para tratar a anemia por deficiência de ferro, são normalmente formulados em GRDDS para garantir que o ferro permanece no estômago o tempo suficiente para uma absorção óptima no trato gastrointestinal superior. A suplementação com ferro está associada a efeitos secundários gastrointestinais, tais como obstipação e náuseas, mas ao utilizar GRDDS, estes efeitos secundários podem ser minimizados através do controlo da libertação do suplemento de ferro ao longo do tempo.

Do mesmo modo, os suplementos de cálcio são formulados em GRDDS para melhorar a absorção e reduzir o risco de desconforto gastrointestinal, que está normalmente associado à toma de suplementos de cálcio.

Outra aplicação

- Melhoria da biodisponibilidade de fármacos pouco solúveis em água.
- Libertação sustentada de medicamentos para manter níveis terapêuticos consistentes.
- Tempo de retenção prolongado no estômago para medicamentos absorvidos no trato gastrointestinal superior.
- Libertação de fármacos no estômago para o tratamento de perturbações relacionadas com a acidez.
- Libertação prolongada de medicamentos no intestino delgado para uma melhor absorção.
- Reforço da eficácia terapêutica no tratamento de doenças crónicas.
- Minimização dos efeitos secundários, evitando concentrações plasmáticas máximas elevadas.
- Melhoria da absorção de fármacos fracamente básicos como o cetoconazol.
- Libertação controlada de medicamentos como a metformina para o controlo da diabetes.
- Administração estável de medicamentos anti-hipertensores, como a amlodipina.
- Redução da frequência de dosagem para doenças crónicas.
- Melhoria da adesão dos doentes, reduzindo o número de doses por dia.
- Libertação orientada de inibidores da bomba de protões (IBP), como o omeprazol, para a DRGE e as úlceras.
- Retenção gástrica para medicamentos antieméticos como o ondansetron.
- Retenção e libertação controlada de medicamentos anti-inflamatórios não esteróides (AINE) como o ibuprofeno.
- Formulação gastro-retentora de antiácidos para o alívio prolongado da azia.
- Tratamento de úlceras pépticas com medicamentos como a ranitidina ou o omeprazol.
- Tratamento local de infecções por Helicobacter pylori com antibióticos como a amoxicilina.
- Tratamento da dor crónica com analgésicos opiáceos (por exemplo, morfina, oxicodona) através de GRDDS.

- Aumento da eficácia terapêutica dos medicamentos anti-inflamatórios como a mesalamina para a doença inflamatória intestinal (DII).
- Retenção e libertação sustentada de fármacos anti-epilépticos como a fenitoína.
- Entrega controlada de fármacos anticancerígenos como o 5-fluorouracil na terapia do cancro do cólon.
- Administração de medicamentos específicos para o cólon para o tratamento de doenças como a colite ulcerosa.
- Tratamento da doença de Crohn com GRDDS que visam a libertação de agentes anti-inflamatórios.
- Aumento da biodisponibilidade da vitamina B12 através de formulações GRDDS.
- Fornecimento de suplementos de cálcio para uma melhor absorção no estômago.
- Melhoria da absorção de suplementos de ferro para o tratamento da anemia por deficiência de ferro.
- Entrega localizada de medicamentos antifúngicos como o cetoconazol para infecções.
- Administração direcionada de medicamentos anti-tuberculose como a rifampicina no estômago.
- Controlo da libertação de fármacos para o tratamento da doença de Parkinson utilizando GRDDS para a l-dopa.
- Melhoria da estabilidade de medicamentos como a griseofulvina no estômago.
- Redução das concentrações máximas e da flutuação dos níveis sanguíneos de medicamentos como a digoxina.
- Libertação sustentada de tranquilizantes para controlo da ansiedade, como o diazepam.
- Libertação prolongada de anti-histamínicos para tratamentos de alergias sazonais.
- Aumento da retenção de medicamentos antidiabéticos, como a glibenclamida.
- Melhoria do controlo do colesterol elevado com formulações GRDDS de atorvastatina.
- Administração local de analgésicos nos locais de lesão utilizando formulações GRDDS.
- Libertação optimizada de medicamentos com um índice terapêutico estreito, como a teofilina (utilizada para a asma).
- Administração de antibióticos específicos do estômago, como a claritromicina, para Helicobacter pylori.
- Libertação controlada de medicamentos utilizados na terapia de substituição hormonal (por exemplo, estradiol).
- Administração sustentada de medicamentos antidiarreicos, como a loperamida, para um alívio prolongado.
- Retenção de medicamentos utilizados no tratamento da enxaqueca, como o sumatriptano.
- Administração local de longa duração de anestésicos locais para controlo da dor em procedimentos dentários.
- Perfis de libertação melhorados para medicamentos anti-VIH, assegurando níveis estáveis de medicamentos no sangue.
- Minimização dos efeitos secundários de antibióticos como a ciprofloxacina com libertação gástrica controlada.

- Entrega orientada de agentes anticancerígenos para quimioterapia, reduzindo os efeitos secundários sistémicos.
- Libertação prolongada de medicamentos antivirais, como o valaciclovir, para o tratamento do herpes.
- Libertação retida de corticosteróides como a prednisona para efeitos anti-inflamatórios.
- Melhoria da adesão dos doentes a tratamentos de longa duração com formulações GRDDS de toma única diária.
- Retenção gástrica para medicamentos utilizados no tratamento da obesidade (por exemplo, orlistat), melhorando o efeito de perda de peso.

7. TRABALHOS ANTERIORES EFECTUADOS SOBRE O SISTEMA DE ADMINISTRAÇÃO DE MEDICAMENTOS POR RETENÇÃO GASTRO

S.N.	Medicamentos	Tipo	Polímeros
1	Dipiridamol	Sistema de inchaço	HPMC: graus K100LV, K4M, F4M, Copovidona
2	Tinidazol, Amoxicilina	Contas mucoadesiv as	Quitosano alginato de sódio
3	Nilotinib	Sistemas incháveis e flutuantes	Hidroxietilcelulose 250HHX óxido de polietileno 7000 k, hidroxipropilmetilcelulose (HPMC) 90SH 100K, povidona (PVP)
4	Cloridrato de ciprofloxacina (CIP)	Sistema de inchaço e flutuação	Sangelose® (SGL), e HPMC (HPMC 4K e 15K), crospovidona
5	Ginkgolídeos	Sistemas flutuantes de libertação controlada	Hidroxipropilmetilcelulose (HPMC), polivinilpirrolidona (PVP K30), lactose, octadecanol
6	Amoxicilina Tri-hidratada	Microesfera s flutuantes	HPMC K4M, HPMC E15 LV, Carbopol 940
7	Fenoverina	Sistemas flutuantes bifásicos	spasmopriv, hpmc k4m e hpmc 100 lv
8	Febuxostato	Sistemas flutuantes	HPMC K4M, K15M e K100M Poloxâmero 188
9	Cloridrato de metformina	Sistema flutuante	Natrosol™ 250 hidroxietilcelulose (HEC) de grau HHX
10	Esomeprazol	Hidrogéis super porosos	solução de quitosano e álcool polivinílico GlutaraldelydeSp Tween80
11	Cefdinir	Sistemas flutuantes de bicamada	HPMC K4M MCC, PVP K30
12	Cloridrato de ranitidina	Sistemas flutuantes	HPMC K4 M
13	Ácido retinóico	malhas electrospunf ibrosas	PLGA
14	Riboflavina	microbalões (MB)	EudragitR S100 HPMC
15	Aceclofenac	Matriz flutuante	Etilcelulose Celulose microcristalina
16	Cefalexina	Microesfera s flutuantes	Goma xantana PVP

			Hidroxipropilmetilcelulose (HPMC) Goma guar Alginato de sódio
17	Diltiazem HCL	Sistemas flutuantes	Eudragit S 100, Etilcelulose (ES)
18	Ibandronato	Sistemas de formação de jangadas	Pectina de citrinos Polietilenoglicol (PEG 400) Carboximetilcelulose reticulada (CCMC)
19	Misoprostal	Cápsula flutuante de duas camadas	Hidroxipropil-β-ciclodextrina (HP-β-CD, Cavasol W7) Alginato de sódio Quitosano (baixo peso molecular) Carbopol® 971P NF
20	Pregabalina	Microesfera s flutuantes	Etilcelulose PVP reticulado

8. REFERÊNCIAS :

1. Matharu AS, Motto MG, Patel MR, Simonelli AP, Dave RH. Avaliação de sistemas matriciais de hidroxipropilmetilcelulose como sistemas de administração de medicamentos gastro-retentivos expansíveis (GRDDS). Journal of pharmaceutical sciences. 2011 Jan 1;100(1):150-63.
2. Saha M, Gupta A, Shetty S, Mutalik S, Nandakumar K, Raghu Chandrashekar H, Dhas N, Moorkoth S. DoE-Aided Optimization of RP-HPLC Method for Simultaneous Estimation of Amoxicillin and Tinidazole Loaded Mucoadhesive GRDDS Formulation for the Treatment of H. pylori. Chromatographia. 2024 Sep;87(9):533-48.
3. Lin HL, Chen LC, Cheng WT, Cheng WJ, Ho HO, Sheu MT. Preparação e caraterização de um novo sistema de administração de fármacos gastroretentivos incháveis e flutuantes (sf GRDDS) para melhorar a biodisponibilidade oral do nilotinib. Farmacêutica. 2020 Feb 6;12(2):137.
4. Liang YK, Cheng WT, Chen LC, Sheu MT, Lin HL. Desenvolvimento de um Sistema de Entrega de Medicamentos Gastroretentivo Inchável e Flutuante (sf GRDDS) de Cloridrato de Ciprofloxacina. Pharmaceutics. 2023 May 7;15(5):1428.
5. Wang S, Wen H, Li P, Cui M, Sun W, Wang H, Liu H, Li S, Pan W, Yang X. Formulação e avaliação de comprimidos de libertação controlada de Ginkgolides com flutuação gástrica. Journal of Drug Delivery Science and Technology. 2019 Jun 1;51:7-17.
6. Ashok PK, Tyagi Y, Parveen MH, Ratnam M. FABRICAÇÃO E CARACTERIZAÇÃO DE MICROBOLETAS CARREGADOS COM TRIHIDRATO DE AMOXICILINA IP PARA GRDDS.
7. Bandari S, Eaga C, Thadishetty A, Yamsani M. Formulação e avaliação de múltiplos comprimidos como um sistema de administração de fenoverina flutuante gastroretentivo bifásico. Ata pharmaceutica. 2010 Mar 1;60(1):89-97.
8. Sharma M, Parmar K, Baria A, Patel TM, Lalani R, Parikh RK. Comprimido gastro retentivo de febuxostat: formulação, dinâmica de libertação de fármacos e desenho fatorial. World J Pharm Res. 2015;4(1):1063-82.
9. Kim JH, Song SH, Joo SH, Park GH, Weon KY. Formulação de um gel oral gastroretentivo in situ contendo metformina HCl com base em DoE. Pharmaceutics. 2022 Aug 25;14(9):1777.
10. Kiran CV, Gopinath C. Desenvolvimento e avaliação de sistemas de administração de fármacos gastroretentivos de hidrogéis superporosos baseados em redes de polímeros interpenetrantes (SPH IPN-GRDDS). Materiais Hoje: Proceedings. 2021 Jan 1;46:3056-61.
11. Garrepally P, Gonugunta CS. Estudos sobre o desenvolvimento e caraterização de sistemas de administração de fármacos gastroretentivos para antibióticos: Cefdinir. Journal of pharmacy research. 2013 Aug 1;6(8):836-44.
12. Dave BS, Amin AF, Patel MM. Sistema de administração gastroretentiva de cloridrato de ranitidina: formulação e avaliação in vitro. Aaps PharmSciTech. 2004 Jun;5:77-82.
13. PuppiD, PirasAM,DettaN, et al. Poly(lactic-co-glycolicacid) electrospun fibrousmeshes for the controlled releaseof retinoic acid.ActaBiomater2010;6:1258-68.
14. Sato Y, Kawashima Y, Takeuchi H, Yamamoto H. Avaliação in vivo de microbalões contendo riboflavina para um sistema flutuante de libertação

controlada de fármacos em voluntários humanos saudáveis. Journal of Controlled Release. 2003 Nov 18;93(1):39-47.
15. Kumar R, Patil S, Patil MB, Patil SR, Paschapur MS. Conceção e avaliação in vitro de comprimidos orais de matriz flutuante de aceclofenac. Jornal Internacional de Investigação Química. 2009;1(4):815-25.
16. Vasava, K., K. Rajesh, e L.L. Jha, FORMULAÇÃO E AVALIAÇÃO DE MICROSFERAS FLUTUANTES DE CEPHALEXIN. Revista Internacional de Revisão e Investigação em Ciências Farmacêuticas, 2011; 11(2).
17. Gattani, Y.S., D.A. Bhagwat, e A.P. Maske, Formulação e avaliação do sistema de administração intragástrica flutuante de cloridrato de diltiazem. Asian journal of pharmaceutics, 2008; 2(4): 228.
18. Hanif M, Shah S, Rasul A, Abbas G, Zaman M, Amjad MW, Abdul Ghafoor Raja M, Khan HU, Ashfaq M, Iqbal O. Enhancement of oral bioavailability of ibandronate through gastroretentive raft forming drug delivery system: in vitro and in vivo evaluation. Jornal Internacional de Nanomedicina. 2020 Jul 8:4847-58.
19. D'Amico V, Denora N, Ivone M, Iacobazzi RM, Laquintana V, Cutrignelli A, Franco M, Barone M, Lopalco A, Lopedota AA. Investigating the prilling/vibration technique to produce gastric-direted drug delivery systems for misoprostol. International Journal of Pharmaceutics. 2024 Feb 15;651:123762.
20. Kharb MO, Tanwar YS. Desenvolvimento e Otimização Estatística de Microesferas Flutuantes Gastroretantivas de Pregabalina Preparadas pelo Método de Emulsão Múltipla c/s/o. Int. J. Appl. Pharm. 2021 maio 7:199-206.

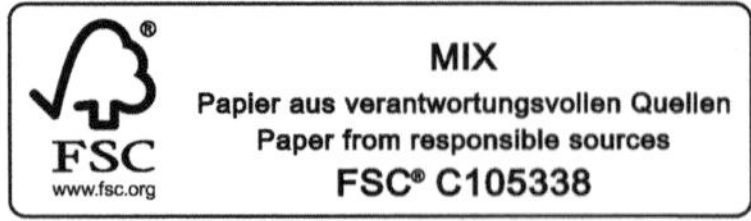

Printed by Books on Demand GmbH, Norderstedt / Germany